DU

DIABÈTE SUCRÉ

AUX EAUX DE

BRIDES-SALINS (SAVOIE)

PAR

LE DOCTEUR P. DELASTRE

Membre correspondant national de la Société d'Hydrologie de Paris.

Extrait des *Annales de la Société d'Hydrologie*.
Tome XXXIII, 1888.

F. DUCLOZ, LIBRAIRE-ÉDITEUR

MOUTIERS   BRIDES-LES-BAINS
Grand'rue   Chalet du Parc
& Quai de la République   Avenue de la Source.

1889

TRAITEMENT DU DIABÈTE SUCRÉ

PAR LES EAUX DE BRIDES-SALINS

Les eaux alcalines, sulfatées calciques, sodiques, magnésiennes et ferrugineuses de Brides,
en dehors de leur action toute spéciale sur le tube
digestif et ses annexes, en dehors de leur action
élective sur la glande hépatique, en dehors des
modifications heureuses qu'elles entraînent dans
certaines affections de l'estomac et de l'intestin,
agissent aussi d'une façon remarquable sur la
nutrition générale, comme j'ai cherché à le mettre
en lumière dans un travail précédent (1). Elles
peuvent dans certaines maladies, liées justement
à un trouble plus ou moins profond de la nutrition
générale, dans le *diabète*, la *goutte*, la *lithiase
biliaire*, etc., par exemple, rendre, employées seu-
les ou, dans certains cas parfaitement déterminés,
associées aux eaux chlorurées sodiques fortes et
arsénicales de Salins-Moutiers, des services mani-
festes.

Aujourd'hui, m'occupant tout spécialement du
diabète sucré, je vais rapporter ici quelques obser-

---

(1) *Etude sur les eaux minérales de Brides-les-Bains et de Salins-
Moutiers* (Savoie) par le Dr P. Delastre. — Ducloz, libraire édi-
teur à Moutiers (Savoie).

vations de cette maladie, si commune de nos jours, traitée à Brides et heureusement influencée par nos eaux.

Le sucre dans l'organisme est produit par la cellule hépatique; suivant le professeur Bouchard « le diabète sucré doit être considéré comme une maladie générale de la nutrition, caractérisée primitivement et essentiellement par un défaut ou une insuffisance des actes de l'assimilation et, en particulier, par un défaut de la consommation du sucre dans les éléments anatomiques ».

Le diabète, on peut le dire, est une maladie de notre époque, caractérisée par une désoxygénation du sang, par la présence dans l'urine d'une quantité plus ou moins considérable de sucre, par des modifications du côté de l'urée, dont le taux reste rarement normal, est au contraire souvent abaissé, souvent aussi augmenté, ce qui, dans ce dernier cas, donne lieu à l'*azoturie*.

En dehors de l'hérédité, notée environ dans le quart des cas, et de certaines diathèses, on incrimine généralement, et à bon droit, comme causes du diabète : l'alimentation excessive, la vie sédentaire, l'insuffisance du travail musculaire, les écarts de jeunesse, les excès de tout genre, les émotions morales dépressives, enfin le surmenage du système nerveux, commençant dans notre société moderne dès les bancs du collège, par une éducation que, dès le plus bas âge, nos habitudes pédagogiques imposent à l'enfant, pour se continuer bien souvent ensuite, durant l'âge mûr, par les préoccupations multiples d'une vie enfiévrée par les affaires.

Pour combattre le diabète, en dehors de la question de régime qui est ici primordiale, on conseille la distraction, les voyages, le changement d'air, un exercice modéré, les promenades en montagne, toutes choses qui ont pour but d'arracher le diabétique aux préoccupations qui l'obsèdent, et de lui assurer la satisfaction morale ; enfin pour agir sur sa nutrition si profondément troublée, on a recours à l'hydrothérapie, aux bains salés, à divers agents thérapeutiques, et surtout aux cures faites à certaines eaux minérales.

Brides justement, par sa position au cœur des montagnes, dont l'air pur permet au malade une oxygénation parfaite ; par ses eaux dont la caractéristique est d'agir d'une façon exceptionnelle sur la nutrition générale, qui ont une action élective sur la glande hépatique, dont la cellule même produit la glycose ; par sa proximité avec la source chlorurée sodique forte et arsénicale de Salins, Brides, dis-je, remplit toutes les indications que réclame le diabétique ; c'est une des stations qui, à l'égal de Vichy ou de Carlsbad, convient le mieux au traitement du diabète.

Chaque année nous voyons bon nombre de personnes, atteintes de cette maladie, partir toutes, après leur cure à nos eaux, avec une amélioration profonde dans leur état ; pendant que le sucre diminue toujours dans de très grandes proportions, s'il ne disparait pas constamment d'une façon complète des urines, nous voyons l'urée concurremment revenir à son chiffre normal, et les différents symptômes si pénibles, si attristants de la maladie, s'amender beaucoup, et, bien souvent même, s'en aller entièrement ; la force et la puissance viriles abolies ou notablement diminuées ne tardent pas à reparaître, en même temps que disparaissent les troubles du côté des organes de la digestion, les maux de tête, le prurit et cette soif ardente qui est, pour tout diabétique, une source de souffrances inouïes.

PREMIÈRE OBSERVATION. — Voici d'abord l'observation résumée d'un malade que je suis l'été à Brides depuis quatre ans, observation qui montre que nos eaux ont sur le diabète un effet constant et durable. Le malade, objet de cette observation, n'a jamais, pour son diabète, suivi aucun traitement en dehors de ses différentes cures à Brides.

M. X..., 55 ans, de forte constitution, a toujours eu une bonne santé, pas de syphilis, pas de maladies antérieures dignes d'être notées ; par sa position est entraîné à faire quelques excès alcooliques ; m'est adressé en 1884, ayant depuis une dizaine d'années de la dyspepsie, depuis trois ans surtout souffrant de fort mauvaises digestions et de violents maux de tête ; en dehors de cela, je note encore à son arrivée à Brides : quelques intermittences du pouls, de la pituite le matin, de la douleur à la pression au niveau de la région hypogastrique, un léger degré d'hypertrophie du foie, de temps à autre quelques épistaxis, une soif très ardente, de la polyurie et l'abolition complète de la force génésique ; à ce moment il rend, par 24 heures, trois litres d'urine ne contenant pas d'albumine, mais renfermant par litre 42 grammes de sucre, soit 120 grammes par 24 heures.

Après 16 jours de traitement à Brides, M. X... partit n'ayant plus de pituite le matin, n'accusant plus de douleur au creux de l'estomac, l'appétit étant revenu, ayant de bonnes digestions, les maux de tête ayant presque complètement disparu, la soif étant tout à fait apaisée, ayant retrouvé au point de vue génésique un degré de force très notable, ne rendant plus par 24 heures que deux litres d'urine, et n'ayant plus par litre que 18 grammes de sucre, soit 36 grammes par 24 heures au lieu de 120 grammes.

Depuis cette époque, M. X... est revenu chaque été faire une courte saison à nos eaux ; depuis la première cure, l'appétit est resté bon, les digestions excellentes, le malade a été délivré de

Saisons à nos eaux, le malade n'a suivi aucun autre traitement.

sa pituite et de ses maux de tête, il s'est senti beaucoup plus
fort et a recouvré, pendant un certain laps de temps, variant
entre cinq et sept mois après chaque saison, sa puissance virile ;
depuis aussi, la soif a toujours été beaucoup moins impérieuse,
et l'émission urinaire est tombée au chiffre constant de 2 litres
par 24 heures.

Je dois noter ici un incident qui traversa la cure faite par
M. X..., en 1886 : à cette époque il était porteur à son arrivée à
notre station d'un furoncle placé à la partie antéro-interne et au
tiers inférieur de la jambe gauche ; par suite de la fatigue résul-
tant du voyage et du frottement produit par le pantalon, ce bou-
ton s'enflamma, devint fort douloureux et s'entoura d'une zone
ecchymotique couleur lie de vin, d'un aspect franchement gan-
gréneux ; tout en prescrivant le repos au malade, je m'empressai
de lui faire commencer son traitement, et je fus heureux de voir
les phénomènes de gangrène au niveau de la jambe s'arrêter
rapidement, s'atténuer assez vite et disparaître tout à fait une
dizaine de jours après le début de la cure.

Chez M. X..., le sucre jusqu'à présent n'a jamais disparu complètement sous l'influence des eaux de Brides, bien que tous les
phénomènes morbides, notés avant le début du traitement hydro-
balnéaire, aient cessé ou se soient considérablement amendés ;
mais ce qui est remarquable, même au point de vue du sucre,
c'est qu'il a diminué chez notre malade d'une façon notable
après chaque cure, et que jamais la quantité de glycose rendue
n'a atteint celle du début ; il y a, à cet égard, comme le montre
le tableau ci-joint, une courbe descendante régulière, qui indi-
que parfaitement que le traitement par Brides a un effet véritable et durable dans le diabète, puisque le malade, je tiens à le
répéter, en dehors de ses saisons à nos eaux, n'a suivi aucun
autre traitement. (Voir le *Tableau*, page 5.)

2e OBSERVATION. — M. X... 60 ans, pas d'antécédents d'alcoolisme, pas de syphilis, contracta aux environs de 1860 des fièvres
palustres, dont il eut depuis plusieurs atteintes à différentes
époques ; hémorrhoïdaire, a eu aussi des crises d'asthme et une
sciatique rhumatismale ; fut opéré d'un glaucôme double il y
a cinq ans ; a eu pendant de nombreuses années un poids uni-
forme de 75 kilogrammes ; vit, il y a trois ans, sa force musculaire diminuer, en même temps qu'il se mit à maigrir chaque
jour davantage, ayant une polyurie notable et finissant par être
tourmenté par une soif insatiable ; inquiet de son état, il fit ana-

lyser ses urines, et plusieurs fois, à part une quantité exagérée d'urée, on n'y constata rien d'anormal ; dans le courant de l'année dernière cependant, en dehors de l'azoturie relevée depuis longtemps, on trouva une quantité assez importante de sucre ; après avoir été soumis pendant plusieurs mois à un traitement des plus rationnels qui ne paraissait ni modifier ni même enrayer son état chaque jour plus inquiétant, M. X... me fut adressé à Brides. A ce moment, il rendait par 24 heures un peu plus de trois litres d'une urine laissant déposer au fond du vase un trouble floconneux, urine ayant une réaction acide, 1040 comme densité, ne renfermant pas d'albumine, mais contenant par litre 20 grammes 212 d'urée, et 38 gr. 33 de sucre, soit un total de 60 à 65 grammes d'urée et de 115 à 120 grammes de sucre par 24 heures ; le malade se levait alors trois fois chaque nuit pour uriner, avait un sentiment de faiblesse générale considérable, une perte absolue du sens génésique, une soif des plus ardentes, ayant perdu environ 30 livres de son poids, celui-ci étant alors un peu inférieur à 60 kilogrammes. Après 26 jours de traitement, pendant lequel, bien entendu, l'usage des médicaments pris avant la cure fut suspendu, durant lequel les dosages, répétés trois fois par semaine, montrèrent une amélioration progressive, n'ayant pendant ce laps de temps absolument rien changé à son régime antérieur, le malade partit, ne rendant plus, par 24 heures, que deux litres d'urine, malgré les 1500 grammes d'eau de Brides qu'il absorbait en trois reprises différentes dans la journée, ne se levant plus qu'une fois la nuit, n'ayant plus par litre que 8 grammes de sucre et 15 grammes d'urée, ayant gagné en poids trois livres environ, ayant retrouvé une grande partie de ses forces, se sentant beaucoup plus vigoureux, ayant perdu complètement, depuis le milieu de sa saison, ce sentiment horrible de soif inextinguible, heureux de se sentir en somme infiniment amélioré à tous les points de vue.

3ᵉ OBSERVATION. — Mᵐᵉ X..., 57 ans. Réglée à 16 ans, a eu trois grossesses heureuses, ménopause il y a cinq ans. Goutte et rhumatisme chez les ascendants, a joui toujours elle-même d'une santé magnifique.

En 1860 crises hépatiques répétées, en était arrivée à prendre des coliques hépatiques deux, trois fois par semaine ; fit alors deux années consécutives une saison à Vichy, et depuis n'a plus ressenti de coliques hépatiques.

En 1877 atteintes de coliques néphrétiques, qui se renouvelèrent plusieurs fois depuis.

Coïncidant avec la ménopause, rhumatisme goutteux, atteignant d'abord les genoux, puis les orteils, et maintenant les petites articulations phalangiennes des doigts qui grossissent, se déforment et deviennent douloureuses.

Embonpoint se faisant sentir depuis une quinzaine d'années ; gêne dans la circulation abdominale ; léger eczéma ; souvent douleurs de reins ; maux de tête très fréquents ; à l'auscultation quelques gros râles de bronchite, expiration prolongée, principalement à gauche. Durant l'hiver de 1885 on constata pour la première fois du sucre dans l'urine de la malade, qui vint, en juillet suivant, faire une première cure à Brides, cure qui fut interrompue après une dizaine de jours de traitement, Mme X... s'étant refroidie après un bain, ce qui détermina chez elle de la congestion pulmonaire et ce qui fit suspendre tout traitement hydro-balnéaire.

Malgré cette saison inachevée et faite d'une manière défectueuse, la malade cependant retira de nos eaux un bénéfice véritable, elle sentit dans son état général une amélioration sérieuse et fut en somme très bien jusqu'au milieu de l'hiver suivant ; à ce moment, à la suite de surmenage, de fatigues très grandes, elle fut prise d'un sentiment de faiblesse considérable et d'une soif inextinguible la faisant beaucoup souffrir, soif qui était pour elle un véritable supplice ; ses urines alors analysées par un pharmacien ne contenaient, au dire de celui-ci, pas trace de sucre. Sous l'influence de préparations au quinquina et à la valériane, Mme X... se sentit momentanément soulagée ; elle revint à Brides au mois de juillet 1887 ayant toujours une soif ardente, accusant une grande faiblesse, transpirant avec abondance pour la moindre cause, éreintée par la moindre marche, « sentant, me disait-elle, mes jambes comme prises dans du coton », tourmentée par un prurit très accusé au niveau des membres inférieurs et du thorax, ayant le pouls faible, les réflexes rotuliens diminués, presque abolis à gauche, ayant de violents et fréquents maux de têtes, rendant dans les 24 heures un peu plus de 2 litres 1/4 d'urine.

A ce moment l'analyse a donné :

Urine limpide, de couleur jaune clair, mucus et sable rouge au fond du vase ; réaction acide ; densité 1031 ; odeur très forte ; pas d'albumine.

Renfermant par litre : sucre, 40 grammes ; urée, 19 gr. 560 ; phosphates, 3 gr. 50.

Par 24 heures : sucre, 90 grammes ; urée, 43 gr. 520 ; phosphates, 7 gr. 787 ; 2 litres 1/4 d'urine par 24 heures.

Le traitement thermal a duré 28 jours durant lesquels quatre analyses ont été faites à huit jours d'intervalle ; en voici les résultats :

1° Urine trouble, laissant déposer par le refroidissement un mucus assez abondant, couleur jaune clair ; réaction acide ; densité 1025 ; 2 litres par 24 heures ; pas d'albumine ; sucre par litre 30 grammes ; la soif est moins ardente.

2° Urine légèrement trouble, jaune clair, réaction acide ; densité 1016 ; pas d'albumine ;

Renfermant par litre : sucre, 16 gr. 35 ; urée 11 gr. 475 ; phosphates, 2 gr. 60.

Par 24 heures sucre, 30 grammes ; urée : 22 grammes ; phosphates, 3 grammes.

A ce moment au milieu de la cure, la soif est complètement éteinte, la malade rend moins de deux litres d'urine par 24 heures.

3° Urine limpide, de couleur jaune clair ; réaction acide ; densité 1015 ; sucre par litre, 12 gr. 35.

4° Cette dernière analyse a été faite, Mme X... ayant cessé tout traitement depuis quatre jours déjà :

Urine limpide troublant un peu par le refroidissement, de couleur jaune clair ; réaction acide ; densité 1019 ; pas d'albumine.

Renfermant par litre : sucre, 11 grammes ; urée, 16 gr. 30 ; phosphates, 2 gr. 08.

Par 24 heures : sucre, 13 gr. 475 ; urée 19 gr. 967 ; phosphates, 2 gr. 548.

Urine totale des 24 heures : 1 litre 1/4.

Durant tout le temps de la cure, Mme X... n'a rien changé à son régime habituel, elle a continué à manger pommes de terre, gâteaux, féculents etc., etc..; elle est partie de Brides n'ayant plus cette soif anormale si pénible, ayant le pouls meilleur, se sentant infiniment plus forte, n'ayant plus les maux de tête qu'elle accusait en arrivant ; les réflexes rotuliens étaient parfaitement revenus, il subsistait encore un peu de prurit au niveau du sein droit.

Si maintenant nous comparons l'analyse faite avant le début du traitement thermal à celle qui a été faite après celui-ci, nous voyons que la polyurie a cessé, que l'émission urinaire totale des 24 heures a diminué d'un litre pour revenir au chiffre normal de 1 litre 1/4, malgré la quantité d'eau de Brides ingérée en plusieurs fois chaque jour par Mme X...; nous voyons aussi que la densité de 1031 est tombée à 1019, bien que la sécrétion urinaire fût moins abondante, que l'urée totale s'est abaissée de 44 à 20

grammes, que l'émission des phosphates qui était quotidienne-
ment de 7 gr. 787, est revenue à 2 gr. 548, que le sucre enfin a
diminué d'une façon considérable : 90 grammes au début, 13 gr.
475 après le traitement.

En somme, la nutrition de notre malade si profondément troublée a été, sous l'action de nos eaux, heureusement modifiée, les
différents symptômes morbides se sont amendés progressivement
pour disparaître ; les troubles de la nutrition générale ayant été
combattus par le traitement, le sucre lui-même a continué à
diminuer chez Mme X..., et dans une analyse faite au commen-
cement de novembre, on ne relevait plus dans ses urines trace
de glycose.

Depuis, j'ai eu l'occasion de revoir Mme X..., dans le courant
de février dernier, c'est-à-dire à peu près sept mois après son
retour de Brides ; elle me dit alors qu'elle avait été parfaitement
bien jusqu'à la fin de janvier, qu'à ce moment elle avait ressenti,
par suite de grandes fatigues, d'un véritable surmenage, quelques
maux de tête, un peu de soif de temps à autre dans la journée et
de la faiblesse, mais l'urine analysée alors (15 février) est normale,
à part un excès d'acide urique, et ne contient pas de sucre. Réflexes
rotuliens normaux.

4ᵉ OBSERVATION. — M. X..., 69 ans, homme vigoureux encore,
n'offrant rien de bien saillant à relever dans son histoire, si ce n'est
quelques habitudes anciennes d'alcoolisme, bien amendées au
reste depuis un an ou deux ; a eu il y a une année une espèce
de congestion qui lui a amené une déviation passagère de la bouche,
sans trouble de la parole ni de la motilité ; il ne reste aujour-
d'hui de cet accident qu'un prolapsus léger de la paupière droite ;
envoyé à Brides par le professeur J. Teissier, « pour faire une
cure légèrement purgative et reconstituante à la fois, pour un
diabète moyen auquel Vichy ne paraît pas applicable. »

Trois saisons antérieures à Vichy qui ne paraissent pas en effet
avoir déterminé une grande amélioration dans l'état de M. X... ;
soif ardente et très pénible, somnolence constante, aussitôt assis
notre malade s'endort ; grande faiblesse dans les jambes ; réflexes
rotuliens abolis ; avant de commencer le traitement thermal,
l'analyse des urines donne : urine limpide, de coloration normale ; deux litres par 24 heures ; réaction acide ; densité 1024 ;
pas d'albumine.

Renfermant par litre : sucre, 44 grammes ; urée, 22 gr. 967 ;
phosphates, 4 gr. 55.

Par 24 heures : sucre, 88 grammes ; urée, 45 gr. 934 ; phosphates, 9 gr. 10.

Le traitement a duré 18 jours ; l'analyse des urines a été faite tous les sept jours et a donné les résultats suivants :

1° Après sept jours de traitement : urine limpide, de coloration normale ; odeur normale ; réaction acide ; deux litres par 24 heures ; densité 1021 ; pas d'albumine.

Renfermant par litre : sucre, 18 gr. 46 ; urée, 17 gr. 604 ; phosphates, 3 gr. 90.

Par 24 heures : sucre, 36 gr. 92 ; urée, 35 gr. 208 ; phosphates, 7 gr. 80.

Le malade se sent déjà mieux et plus fort, la soif est moins vive.

2° Après 14 jours de traitement : urine limpide, odeur et coloration normales ; réaction acide ; deux litres par 24 heures ; pas d'albumine ; densité 1016 ;

Renfermant par litre : sucre, quantité impondérable ; urée, 19 gr. 560 ; phosphates, 3 gr. 25 ;

Par 24 heures : sucre, quantité impondérable ; urée, 38 gr. 120 ; phosphates, 6 gr. 50.

A ce moment de la cure, il faut laisser reposer 24 heures le mélange chauffé d'urine et de liqueur titrée de Fehling pour obtenir un dépôt ocreux imperceptible. M. X... se sent beaucoup plus fort et me dit qu'il n'a pas eu ses jambes aussi vigoureuses depuis longtemps, il serait capable, ajoute-t-il, de faire maintenant sans fatigue 20 kilomètres au moins ! Les réflexes rotuliens sont toujours très affaiblis.

3° A la fin du traitement : urine limpide, odeur et coloration normales ; réaction acide ; deux litres par 24 heures ; densité 1014 ; pas d'albumine.

Renfermant par litre : sucre, néant ; urée, 14 gr. 990 ; phosphates, 2 gr. 60.

Par 24 heures : sucre, néant ; urée, 29 gr. 980 ; phosphates, 5 gr. 20.

Depuis une semaine, M. X... n'a plus de somnolence, il n'est plus incommodé par la soif qu'il avait avant la cure et qui l'obligeait, même la nuit, à avoir à sa disposition du lait coupé avec de l'eau de Vichy.

J'ai eu l'occasion de revoir M. X..., le mois dernier, c'est-à-dire six mois environ depuis sa saison à Brides ; il continuait à aller très bien ; d'après lui, et au dire de son entourage, il n'a jamais été aussi bien depuis qu'il est atteint du diabète ; depuis son retour de Brides, il n'a plus eu de somnolence, n'a plus éprouvé de maux de tête, n'a plus eu cette soif horrible qui le fatiguait tant, et s'est senti enfin beaucoup plus fort. M. X... me dit encore qu'après les différentes saisons qu'il a dû faire à Vichy, il n'a jamais éprouvé pareille amélioration dans son état ; après Vichy, toujours il a conservé et ses somnolences, et une soif très vive, et surtout une grande faiblesse. Voici de plus l'analyse faite le 6 février dernier, des urines de M. X..., analyse qui prouve combien dans ce cas intéressant l'action des eaux de Brides a été durable : urine limpide, odeur et coloration normales ; réaction acide ; densité 1020 ; deux litres à peine d'urine par 24 heures.

Renfermant par litre : albumine, néant ; sucre, néant ; urée, 15 grammes ; acide phosphorique, 0 gr. 9568.

M. X..., depuis sa saison de Brides, n'a fait aucun traitement spécial.

5e OBSERVATION. — M. X..., 36 ans, assez délicat pendant son enfance, a eu alors les différentes maladies du premier âge. Pas de syphilis ; père obèse, mère ayant aussi un embonpoint marqué ; eut il y a cinq ans une variole assez confluente, accompagnée de fièvre très intense, de délire, pour laquelle il resta dix-sept jours au lit. A dater de cette époque M. X se mit à faire de la graisse et devint polysarcique : ayant la nuit des insomnies complètes, il avait le jour des somnolences qui allaient s'accentuant de plus en plus et qui le faisaient s'endormir, non seulement aussitôt assis, mais même étant debout, attendant par exemple un tramway sur la voie publique ; en mangeant même il lui arrivait de ronfler, de laisser tomber sa fourchette et de s'endormir ; il en était arrivé à ne pouvoir plus écrire, « gribouillant du papier, me disait-il, avec des mouvements désordonnés pour tracer le moindre mot, comme le ferait un chat ayant trempé ses pattes dans de l'encre. » C'est dans ces conditions que M. X... vint à Brides pour la première fois il y a trois ans, après avoir essayé, sans résultat aucun, des traitements les plus variés. Les urines examinées alors étaient normales.

Cette première cure à nos eaux amena dans tous les symptômes précités une grande amélioration. M. X... fit deux saisons nouvelles, sans obtenir de changement notable dans son état, puis revint pour la quatrième fois à Brides au mois d'août dernier.

A ce moment, nous notons : poids 111 kilogrammes 500, soif extrêmement ardente, la nuit surtout le malade torturé attend le jour avec impatience pour se calmer un peu en buvant ; éruption cutanée confluente, avec démangeaison horrible ; plaques de

gangrène sèche au niveau de toutes les articulations métacarpo-
phalangiennes ; œdème des membres inférieurs ; céphalalgie
presque constante ; pas de troubles de la vue ; réflexes rotuliens
notablement diminués ; les somnolences, notées plus haut, qui
s'étaient beaucoup atténuées depuis la première saison de M. X...
à Brides, ont reparu depuis quelque temps, mais seulement après
les repas ; excellent appétit, digestions assez bonnes ; sudation
énorme, la nuit surtout, M. X... mouille jusqu'à trois chemises
de flanelle, il attribue cette débilitation à la suppression absolue
du vin, remplacé par du cidre comme boisson depuis un an.

L'analyse des urines, avant le début du traitement hydro-miné-
ral, donne : urine totale des 24 heures, 3 litres ; couleur jaune
foncé ; odeur normale ; densité 1030 ; réaction acide.

Renfermant par litre : urée, 22 gr. 689 ; phosphates, 4 gr. 55 ;
albumine, 0 gr. 60 ; sucre, 29 grammes.

Par 24 heures : urée, 68 gr. 067 ; phosphates, 13 gr. 65 ; albumine, 1 gr. 80 ; sucre, 87 grammes.

En dehors du traitement par l'eau de Brides en boisson, en
bains avec massage et en douches générales, suppression absolue
dans le régime des farineux, du sucre, du pain ordinaire qui fut
remplacé par du pain de gluten.

Le traitement a duré à peu près un mois entier ; chaque
semaine l'analyse des urines a été faite, indiquant chaque fois
une amélioration progressive au point de vue de la polyurie, de
l'azoturie, de l'albuminurie et du diabète. Je me contente de donner ici la dernière analyse faite à la fin de la cure : urine totale
des 24 heures, 1700 centimètres cubes ; coloration et odeur normales ; réaction acide ; densité 1022.

Renfermant par litre : urée, 22 gr. 950 ; albumine, 0 gr. 25 ;
sucre, traces impondérables.

Par 24 heures : urée, 39 grammes ; albumine, 0 gr. 42 ; sucre,
traces impondérables.

Après huit jours du traitement thermal, la soif et les suda-
tions ont disparu, les somnolences sont allées diminuant de jour
en jour pour disparaître totalement à leur tour au milieu de la
cure ; à la fin du traitement l'œdème n'existait absolument plus
au membre inférieur gauche, il subsistait encore un peu au
niveau de la malléole externe de la jambe droite, ou le malade
avait quelque temps auparavant reçu un coup de pied de cheval ;
plus du tout de céphalée, plus de démangeaisons, l'éruption cutanée
n'existait plus sur le corps, on ne l'observait très discrète uni-
quement que sur les avant-bras, les plaques de gangrène sèche

siégeant aux articulations métacarpo-phalaugiennes avaient disparu aussi. La diurèse, malgré la quantité d'eau de Brides ingérée chaque jour, est allée diminuant progressivement, pour arriver stationnaire à 1700 centimètres cubes, depuis le milieu de la cure ; poids 103 kil. 200.

M. X… a bien voulu, six mois après son départ de Brides, me donner de ses nouvelles, et me communiquer l'analyse de ses urines faite dans le courant de février dernier : urine totale des 24 heures, 2 litres ; couleur, jaune foncé ; aspect, transparent ; dépôt blanchâtre ; peu abondant ; odeur normale ; consistance fluide ; réaction franchement acide ; densité 1026 ; urée, 19 grammes par litre ; acide phosphorique, 2 gr. 558 ; albumine, 0 gr. 580 ; sucre, 2 grammes. Examen microscopique ; quelques rares leucocytes et cellules de la vessie.

En comparant le résultat de cette analyse à celui des analyses faites avant et après le traitement thermal, nous voyons que l'amélioration, obtenue par Brides, s'est maintenue : la polyurie n'est pas revenue, ou est tout au moins fort légère, l'azoturie n'est plus aussi accentuée, l'albumine est beaucoup moins abondante et le sucre n'existe plus, à proprement parler, qu'à l'état de traces. « Au reste, ajoutait M. X…, dans la lettre qu'il a bien voulu m'adresser, pour me communiquer le résultat de cette dernière analyse, mon état général s'est sensiblement amélioré, la soif et les transpirations n'existent plus, j'ai encore de temps à autre un peu de somnolence après les repas, ce que j'attribue à mes nuits qui ne sont pas parfaites. »

Ces différentes observations prouvent : 1° que chez les diabétiques, les eaux de Brides, aidées, dans certains cas parfaitement déterminés, par celles de Salins, agissent d'une façon heureuse, en faisant disparaitre toujours les différents symptômes de la maladie : dyspepsie, polydipsie, polyurie, céphalées, éruptions cutanées, prurit, faiblesse générale, etc…

2° Que chez les diabétiques azoturiques elles ramènent à un taux normal, ou voisin du chiffre physiologique, celui de l'urée (obs. 2, 3, 5).

3° Que chez les diabétiques polyuriques, elles

atténuent ou font disparaitre la polyurie (obs. 1, 2, 3, 5).

4° Que si elles ne font pas disparaitre complètement le sucre des urines (comme dans les obs. 3, 4, 5), toujours elles en diminuent la quantité dans de très grandes proportions (obs. 1, 2); que chez les diabétiques traités à Brides, l'amélioration obtenue se continue après la cure (toutes les observations le prouvent), et que le sucre ne remonte pas, entre deux saisons, au chiffre initial (obs. 1).

5° Qu'elles réussissent dans des cas où les eaux fortement alcalines, telles que celles de Vichy par exemple, produisent parfois un résultat médiocre, ou même ne semblent pas devoir s'appliquer (obs. 4).

6° Enfin que chez les diabétiques albuminuriques, elles modifient heureusement l'organisme général et l'état particulier du rein, puisque dans l'urine la quantité d'albumine diminue sous leur action (obs. 5).

Et comme conclusion, nous dirons : que les eaux de Brides-Salins peuvent, dans le diabète, rendre d'importants services, à l'égal de certaines eaux beaucoup plus connues, telles que celles de Vichy ou de Carlsbad; qu'on pourra, en conséquence, envoyer plus spécialement à Brides-Salins les diabétiques affaiblis, minés depuis longtemps par la maladie, déjà cachectiques ; les diabétiques azoturiques, obèses, à tendances congestives ; ceux dans les antécédents desquels on relève quelque tare du côté de la nutrition générale : l'arthritisme, la lithiase biliaire, l'obésité, la goutte, etc...; ceux enfin dont les reins fonctionnent mal.

Discussion. — M. PHILBERT, qui a eu, depuis treize ans, l'occasion de rencontrer à Brides des obèses atteints de diabète sucré, a remarqué chez eux une diminution de la glycosurie coïncidant avec l'amaigrissement. Il partage l'opinion de M. Delastre au point de vue de l'action des eaux de Brides sur la nutrition, et pense qu'elles agissent d'une manière spéciale sur le foie, qui est un des organes les plus importants de cette fonction.

1633. — Moutiers, imprimerie F. DUCLOZ, grand'rue et quai de la République.

www.ingramcontent.com/pod-product-compliance
Lightning Source LLC
Chambersburg PA
CBHW050447210326
41520CB00019B/6101